INSTRUCTION POPULAIRE

CONTRE

LE CHOLÉRA-MORBUS,

CONTENANT

L'Indication des meilleurs préservatifs et la formule des premiers remèdes à administrer aux cholériques avant l'arrivée du médecin

PAR

OD. CHEVILLION,

Docteur en Médecine de la Faculté de Paris, Médecin du Bureau de bienfaisance de Vitry-le-François, membre correspondant de l'Académie de Rheims, de la Société d'agriculture, commerce, sciences et arts du département de la Marne, etc.

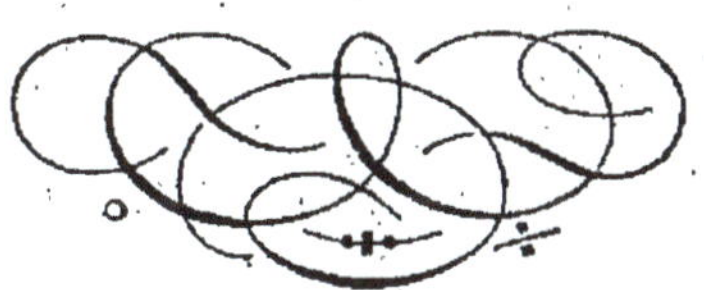

Prix : 40 c.

PARIS

Librairie L. HACHETTE et Cie.

RUE PIERRE-SARRAZIN, 12.

1849.

INSTRUCTION POPULAIRE

CONTRE LE

CHOLÉRA-MORBUS,

CONTENANT

L'Indication des meilleurs préservatifs et la formule des premiers remèdes à administrer aux cholériques avant l'arrivée du médecin,

PAR

OD. CHEVILLION,

Docteur en Médecine de la Faculté de Paris, Médecin du Bureau de bienfaisance de Vitry-le-François, membre correspondant de l'Académie de Rheims, de la Société d'agriculture, commerce, sciences et arts du département de la Marne, etc.

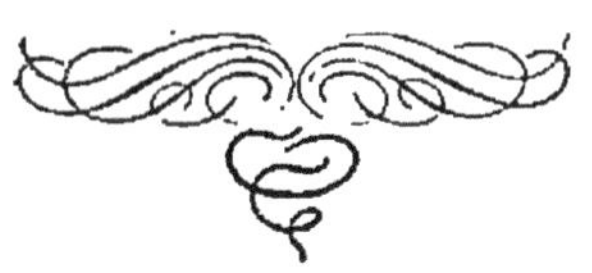

PARIS

LIBRAIRIE L. HACHETTE ET Cie,

RUE PIERRE-SARRAZIN, 12.

1849.

AVANT-PROPOS.

Soit comme médecin, soit comme citoyen, j'ai bien des fois déjà, dans la mesure de mes forces, essayé d'être utile à mes compatriotes. Aujourd'hui qu'un péril nous menace, que le Choléra paraît devoir nous ramener, quoiqu'affaiblies, les mêmes scènes de désolation qu'en 1832, je n'hésite point de donner à mes concitoyens les conseils qui sont capables de prévenir les malheurs d'une épidémie désastreuse.

Lorsqu'un fléau redoutable promène ses ravages parmi les populations effrayées, le médecin est appelé à rendre d'immenses services. Seul, ou presque seul, il combat sur la brèche pour le salut de l'humanité jusqu'à ce que l'ennemi soit repoussé, ou que, succombant lui-même aux atteintes du mal, il partage le sort des vaincus. Mais doit-il attendre que l'ennemi soit-là ?

Non. Il doit confier aux hommes les secrets de sa prévoyance ; il doit leur dire comment on échappe aux fureurs d'un mal si rapidement funeste ; il doit leur enseigner les règles qui peuvent, non pas seulement les guérir, mais les préserver.

En tout temps, en temps d'épidémie surtout, l'hygiène prophylactique, les moyens qui préservent, sont l'ancre de salut des populations. La vie est là !

Aujourd'hui, les enseignements que je trace à mes concitoyens sont-ils opportuns ? Tout malheureusement nous l'annonce.

Après avoir prélevé sur une grande partie de l'Europe la dîme de la mort, le Choléra a frappé les nations qui nous avoisinent, et posant le pied dans quelques-uns de nos départements, il prélude à sa marche funèbre au travers des provinces françaises.

Sans doute nous pouvons espérer que le Choléra sera cette fois moins terrible qu'à sa première apparition de lugubre mémoire; sans doute les victimes seront moins nombreuses et son passage plus rapide. Mais il ne faudrait point pour cela s'endormir dans une fausse sécurité. En Russie, le chiffre des personnes atteintes (1847 et 1848) est de 1,979,122, et celui des morts de 786,598, et l'épidémie n'est pas encore terminée.

J'ai donc de bonnes, de trop bonnes raisons de croire que ce n'est point l'à-propos qui manque à ce modeste travail.

Mais indubitablement on pourrait exiger bien d'autres qualités essentielles, et, si ce que j'exposerai tout-à-l'heure était de mon invention, je ne me hasarderais pas à publier cette œuvre, car il lui manquerait à la fois et l'autorité d'un nom célèbre, et l'attrait d'une forme séduisante.

J'ai tâché d'écrire avec simplicité et précision les indications de la science, trop heureux si quelque bienveillant lecteur oubliant mon nom, mais se souvenant de mes conseils, parvient avec moi à répandre et à vulgariser quelques vérités méconnues.

2 *mars* 1849.

PRÉLIMINAIRE.

Heureux, mille fois heureux ceux qui pratiquent en tout temps les préceptes de la sagesse! Ceux-là peuvent considérer sans effroi l'invasion d'un fléau comme le choléra. Malheureusement il en est peu parmi nous qui ne pèchent chaque jour, sciemment ou à leur insu, contre les principes les plus vulgaires de l'hygiène. Avertir les uns, éclairer les autres, rendre service à tous, tel est le but des conseils que je vais esquisser rapidement.

Quand un mal dangereux se propage et s'étend au sein des populations, l'homme n'a, pour conjurer ses attaques, qu'un seul mode de défense : il se retranche, pour ainsi dire, au centre d'un cordon sanitaire qu'il trace autour de lui, c'est-à-dire, qu'il s'entoure de toutes les précautions qui peuvent le garantir. Ces précautions, ce sont les règles de l'*hygiène prophylactique*, règles tutélaires et préservatrices, que nous diviserons ainsi, pour plus de clarté :

1° Soins que l'individu doit à sa personne sous le rapport de la propreté du corps, des vêtements, du régime, du travail et de l'exercice, des habitudes, de l'état moral, et de l'habitation.

2° Ce que chacun doit faire dans l'intérêt de la salubrité publique.

3° Conseils sur l'emploi de certains moyens empiriques, tels que les prétendus purificateurs de l'air, les soi-disant préservatifs, etc.

4° De la contagion du choléra.

5° Enfin, je terminerai ce petit livre par l'exposition du traitement à mettre en usage contre le choléra en attendant l'arrivée du médecin ; et

6° Par l'indication des médicaments qu'il est bon d'avoir chez soi pendant l'épidémie.

CHAPITRE PREMIER.

Soins que l'individu doit à sa personne.

Conserver ou développer les forces de la vie, c'est-à-dire, être ou se rendre fort; assurer le jeu régulier des fonctions du corps ; maintenir son âme dans un degré suffisant d'énergie et de sérénité ; éloigner de soi les influences, les émanations meurtrières ; tels sont les heureux résultats que doivent espérer d'atteindre ceux qui s'entourent des soins dont nous allons exposer les règles.

Que mes lecteurs se souviennent que le choléra-morbus attaque de préférence ceux qui, sans cesse, énervent leurs forces par un régime insuffisant ou mauvais ; qui troublent leur santé par des excès ; qui croupissent dans la fange et la malpropreté. L'épidémie qui s'avance vers nous a frappé presque uniquement, dans sa longue marche au travers de l'Europe, la partie de la population la plus vicieuse, la plus misérable, et la plus mal soignée. Et qu'on ne croie pas pour cela qu'il n'y ait chance d'immunité que pour la richesse : la pauvreté peut se garantir, tout aussi aisément que l'opulence, par des soins qui ne coûtent que la peine de les prendre. Les ennemis des pauvres, en temps de choléra comme toujours, ce sont l'incurie, l'intempérance, la malpropreté. Qu'ils sachent donc écouter et suivre les conseils que la science adresse à tout le monde, et à eux particulièrement.

1° *Propreté du corps.* Il est essentiel d'entretenir la propreté du corps. La peau fonctionne mal quand elle n'est pas nette ; le sang reflue vers les organes intérieurs, et de préférence vers ceux qui sont le plus disposés à devenir malades. C'est donc sur les intestins, siège principal du choléra, que se feront sentir les fâcheux effets de la malpropreté de la peau. Les bains, ou au moins les ablutions d'eau chaude ou fraîche, selon la saison, devront être fréquemment employés, particulièrement par ceux qui exercent des professions malpropres, malfaisantes, ou dans lesquelles la surface du corps s'encrasse facilement.

Toutefois il est bon de savoir que la peau est un puissant organe d'absorption, et que trop relâchée, elle servirait peut-être à l'introduction dans l'économie de miasmes putrides et dangereux. Les bains chauds, surtout pendant les ardeurs de l'été, pourraient, si l'on en faisait abus, conduire à un résultat défavorable. Une juste mesure est nécessaire.

2° *Vêtements*. Se vêtir trop ou trop peu, est un égal défaut. Il n'y a presque rien à changer aux habits dont on fait ordinairement usage. On doit seulement veiller à ce que toutes les parties soient suffisamment couvertes, et à ce que les vêtements, et notamment le linge de corps, soient renouvelés assez souvent.

L'usage de la flanelle sur la peau ne saurait

être trop recommandé, et ceux qui ne pourraient faire une dépense suffisante pour s'en couvrir entièrement, devront au moins se garnir les reins et le ventre d'une large ceinture de même étoffe. Une expérience surabondante en a démontré l'efficacité. Il est urgent aussi de garantir les pieds de toute humidité, soit en portant des chaussures bien garnies, soit en enveloppant les pieds et les jambes d'un tissu de laine bien serré. Pour les gens pauvres, les sabots et les chaussons de laine seront des plus efficaces.

Tout vêtement mouillé doit être quitté à l'instant.

Le linge ou les habits ayant servi à des cholériques ne doivent être employés de nouveau qu'après avoir été soigneusement lavés, lessivés et désinfectés.

3° *Régime*. Ici les abus sont criants. Je dirai aux riches : Prenez garde à vos repas succulents, à vos mets épicés; méfiez-vous des glaces, des sorbets, des boissons froides ; mouillez d'eau vos vins généreux ; n'oubliez pas que toutes les stimulations d'un régime trop tonique vous prédisposent aux inflammations d'entrailles et vous font faire un pas vers le choléra. Vivez comme de modestes rentiers.

Je dirai aux pauvres : Ayez un régime sobre et régulier ; ne mangez pas plus aujourd'hui que demain, pas plus demain que tous les jours ; évitez l'intempérance ; le vin, l'eau-de-vie, les liqueurs fortes sont vos ennemis mortels ; n'en prenez que ce qui peut vous aider à soutenir vos forces. Il est certain que les individus assujettis à de fréquentes ivresses, à l'ivrognerie, sont les plus exposés aux atteintes du choléra. En Angleterre, les trois premiers cas de mort par le choléra se sont produits sur des matelots qui avaient mangé une forte quantité de prunes et bu de la bière aigre ; deux cas de mort, qui ont eu lieu ensuite à bord du *Volant*, ont atteint deux ivrognes qui avaient continué de boire malgré les avertissements qu'on leur avait donnés sur le danger de l'intempérance. Il en est de même dans tous les pays ; les premiers frappés sont ceux qui s'enivrent ou qui mangent sans mesure.

Il y a, en fait de régime, des règles dont on ne doit jamais se départir. Une grande modération dans le boire et le manger, pendant toute la durée de l'épidémie, est absolument nécessaire comme mesure de sûreté. Un seul excès peut tuer en quelques heures. Les intervalles entre les repas doivent être peu longs. On a remarqué en Russie et en Angleterre, que les attaques les plus violentes et les plus souvent fatales se sont manifestées à la suite d'un repas copieux pris après une longue abstinence, ou bien la nuit, après un souper indigeste. Le choléra exerce plus particulièrement ses ravages parmi ceux qui s'astreignent à des jeûnes prolongés et sévères.

Les repas suffisamment rapprochés ont un avantage, c'est de permettre de les faire moins copieux. Il ne faut jamais, en effet, surcharger son estomac, quelque faim que l'on ait; mieux vaut ne pas satisfaire complètement son appétit.

Il est bon aussi de ne point s'exposer à jeûn à respirer un air corrompu ou des émanations morbides, car alors l'absorption est rapide et dangereuse. Que ceux surtout qui voient ou entourent les malades aient soin de ne pas respirer les émanations des cholériques, sans s'être d'abord prémunis, par un repas nécessaire, contre les dangers d'une absorption trop facile.

On se tromperait étrangement si l'on croyait qu'il y a, quant au choix des aliments, des lois absolues. Chacun doit consulter les forces ou les inspirations de son estomac. Tel aliment considéré comme indigeste est meilleur, s'il digère bien, que tel autre réputé léger. Ceux dont on a une longue habitude deviennent un besoin qu'il serait imprudent de ne plus satisfaire. Contrarier ses désirs, ses appétits pour prendre avec répugnance des mets dont la nature inspirerait du dégoût, serait une folie insigne. En pareil cas l'instinct, franchement consulté, est le guide le meilleur et le plus sûr. Néanmoins il est d'observation qu'on doit rechercher les aliments solides plutôt que liquides.

Il faut en outre tenir compte de l'âge, du tempérament, du genre de travail. Aux enfants et aux femmes donnez un régime doux, peu succulent, modérément animalisé, des repas fréquents ; aux adultes, des aliments restaurants, toniques, des viandes faites, mais rien d'excitant ; aux vieillards des mets plus épicés, des vins plus généreux qui stimulent l'estomac, dont les forces ont besoin d'être soutenues et activées. A l'homme d'un tempérament mou, lymphatique, une nourriture solide et substantielle ; au sanguin, une alimentation sobre et peu abondante ; au bilieux, des rafraîchissants. L'ouvrier, l'artisan, le cultivateur, qui dépensent beaucoup de force physique, doivent manger plus que le citadin, qui est retenu dans son cabinet par un travail intellectuel, ou qui passe son temps dans l'oisiveté.

Dans tous les cas, il faut tenir pour bonne la nourriture que l'estomac digère bien depuis longtemps, ne pas bouleverser sans raison son régime habituel, et se borner à en retrancher tout ce qui peut être considéré comme essentiellement mauvais.

A ce titre, nous allons énumérer les aliments

et les boissons dont l'usage est condamné par l'expérience, tout en faisant remarquer que certains tempéraments s'accommodent fort bien de ce qui, pour d'autres, serait dommageable ou funeste.

On devra proscrire de son régime les viandes salées, fumées, épicées, faisandées; les poissons marinés ou en demi-décomposition; les légumes verts, indigestes, les choux, les crudités; tous les mets de haut goût; le fromage fort; le laitage en excès; les matières grasses; les pâtes lourdes, les pâtisseries compactes, les grosses pâtes d'Italie, et tous les aliments de même nature; le pain mal cuit, mal pétri; les fruits acides, non mûrs, crûs ou cuits, secs ou confits; les melons, les concombres, les cornichons confits au vinaigre; en un mot, tous les aliments dits échauffants ou difficiles à digérer, et par-dessus tout les objets d'une fraîcheur et d'une pureté suspecte.

Quant aux boissons, on renoncera à l'usage de celles qui sont acides, comme le cidre, la bière aigre, la piquette, les vins aigrelets, nouveaux, la limonade ; ou incendiaires, comme le punch, le grog, le bischoff, le vin chaud, les liqueurs alcooliques; ou trop froides, comme l'eau glacée, les glaces, les sorbets. J'insisterai d'une façon toute particulière sur le danger des boissons à la glace, surtout en temps chaud. Boire très-froid quand le corps est en sueur, ou simplement quand il est brûlant, c'est provoquer une réaction périlleuse. Combien d'inflammations mortelles ont été et sont encore tous les jours le résultat de cette fatale imprudence! Tout le monde ne sait-il pas que lorsqu'on boit froid, ayant chaud, on s'expose à des crampes d'estomac, à des tranchées, à des coliques ? Et, en présence du choléra, la moindre colique peut devenir un arrêt de mort.

L'usage très modéré des infusions légères et chaudes de thé, de tilleul, de mélisse peut être avantageux en sollicitant doucement les fonctions de la peau, c'est-à-dire, la transpiration.

En résumé, le meilleur régime est celui qui est à la fois le plus simple, le plus sain, le plus léger et le plus modéré. En temps d'épidémie, la recherche en fait d'aliments est un vice, la gourmandise un danger, l'intempérance un suicide. *

4° *Travail, exercice.* S'il y a des excès qui dégradent l'homme, il y en a qui l'honorent; un travail excessif part d'un principe fort louable en soi, mais il est toujours dangereux au point de vue de l'hygiène. De même qu'un individu ne doit dépenser que ce qu'il gagne, de même on ne doit employer que les forces qui nous ont été départies par la nature. Que ceux qui, pour procurer à leur famille plus de bien-être, pour arrondir leurs épargnes ou leur patrimoine se livrent à un travail exagéré, que ceux-là, dis-je, sachent bien qu'ils usent les forces de leur vie, et qu'en usant ces forces ils se rendent plus accessibles aux atteintes des maladies épidémiques. Même dans le travail, il faut être modéré.

* Un rapport du comité de la société de tempérance de New-York, à l'occasion de la première invasion, indique sur 336 victimes du choléra 175 ivrognes, 131 buveurs plus modérés, 5 individus sobres, 2 membres de la société de tempérance, 1 idiot et 2 individus d'habitudes ignorées.

Parmi les abus de ce genre, il faut placer en première ligne les veilles inaccoutumées. Rien n'épuise autant le système nerveux, et une nuit passée sans repos affaiblit plus, quand on n'en a pas l'habitude, que les travaux les plus rudes quand ils sont suivis d'un sommeil réparateur.

Les ouvriers qui exercent des professions insalubres réduiront, si c'est possible, la durée de la journée, en même temps qu'ils s'entoureront de toutes les précautions capables de les préserver.

Mais si ceux qui travaillent sont dans l'obligation de mesurer leur labeur à leurs forces, ceux qui vivent dans une inaction perpétuelle comprendront la nécessité de rompre leur inertie et de remédier à l'engourdissement des fonctions par la promenade ou par tout autre exercice corporel favorable à la santé. Cette promenade doit se faire dans des endroits élevés, secs et où l'air circule facilement.

5° *Habitudes*. Doit-on changer ses habitudes par crainte du choléra? Il faut se méfier autant de la peur qui dit *oui* que de la forfanterie, de l'ignorance ou de l'incurie qui disent *non*. Oui, il faut modifier les habitudes pernicieuses, condamnées par le bon sens, ou réprouvées par la morale; mais qu'on respecte celles qui, toutes singulières qu'elles puissent paraître, sont d'autant plus innocentes qu'elles existent depuis plus longtemps. Il est sage de tenir compte non pas seulement de l'habitude en elle-même, mais encore des exigences propres au tempérament, au caractère de chaque individu. Quand des besoins bien positifs ont amené la répétition fréquente et journalière de certains actes, il faut continuer à satisfaire ces besoins; on se modère, et voilà tout. L'homme qui chaque jour boit, sans en souffrir, une quantité de vin plus qu'ordinaire ne doit pas se mettre au régime de l'eau, mais il doit boire moins. L'homme jeune et robuste qui satisfait souvent ses passions ardentes n'aspirera pas à une chasteté absolue; mais comme la continence est de nécessité, il commandera à ses appétits charnels et se soumettra aux lois d'une austérité relative. Ici encore la sagesse n'est pas dans les extrêmes, mais bien dans un juste milieu.

6° *Etat moral.* « Durant la peste d'Athènes, « si célèbre par l'histoire qu'en a tracée Thu- » cydide, et qui dépeupla presque cette cité, » Socrate vécut, dit-on, comme à son ordi- » naire, visitant ses amis, s'exposant en pu- » blic, sans avoir éprouvé le moindre effleure- » ment du fléau, lorsque la foule tombait ex- » pirante autour de lui. Mais c'était aussi l'âme » de Socrate. »

Ce trait que j'emprunte à l'un de nos plus savants écrivains serait un modèle sublime à proposer aux hommes, si l'impassibilité et la sérénité du philosophe d'Athènes n'étaient le plus souvent bien au-dessus des efforts de l'âme humaine. En vain crions-nous sans cesse : repoussez la terreur qui vous frappe ; chassez ces vaines alarmes qui vous tourmentent, et, confiants en vous-mêmes, grandissez plutôt votre force morale à mesure que le danger grandit autour de vous. Oui, c'est en vain que nous prêchons le stoïcisme ou la résignation; la peur accable les meilleurs esprits.

Et pourtant la crainte est dangereuse. Elle affaiblit le corps et le désarme; elle trouble les fonctions, particulièrement celles de l'estomac et des intestins; elle ramène la vitalité à l'intérieur, à ses sources pour ainsi dire, et rend l'extérieur plus exposé aux influences du mal; elle frappe le système nerveux, l'agite ou le stupéfie; en un mot, elle amoindrit la vie et brise la défense.

La peur est aussi une mauvaise conseillère. C'est elle qui mène à l'exagération des pratiques les plus salutaires. Le peureux à qui on recommande la sobriété se met à la diète. De crainte de respirer un air malfaisant, il s'enferme hermétiquement. Les fantômes qui l'assiègent sans cesse lui persuadent qu'il fait trop ou trop peu. Il se prive du nécessaire ou s'entoure de mille précautions ridicules. Il dérange sa vie et s'expose cent fois plus que le téméraire qui brave imprudemment le danger.

De tous les maux, la peur est à la fois le plus

triste, le plus énervant et le plus tenace. Heureux ceux qui, en face d'une mortalité terrifiante, loin d'éprouver ces défaillances du cœur, sentent s'allumer en eux le feu du courage civil !

7° *Habitation.* L'air est le premier et le principal aliment de la vie : respirer un air pur, le respirer abondamment est aussi le premier et le principal besoin de la santé.

C'est donc en vue de ce double résultat que doivent être prises les précautions d'assainissement appliquées à la demeure de l'homme, et ce n'est qu'ensuite, en seconde ligne, qu'on doit rechercher les moyens de se garantir des intempéries atmosphériques.

Partout où l'air est enfermé dans des demeures basses, étroites, sans lumière; partout où il y a encombrement d'hommes ou d'animaux ; partout où l'humidité règne, où s'exhalent des émanations délétères, il y a péril, et grand péril. C'est là surtout que le choléra frappe sans pitié.

Pour qu'une chambre habitée soit saine, elle

doit être bien ouverte, bien éclairée, et assez spacieuse pour fournir à une seule personne un espace d'environ 14 mètres cubes. L'air devra y être constamment vif et sec, renouvelé souvent, soit au moyen d'une cheminée, soit par l'ouverture, en temps utile, des portes et et des fenêtres, soit par tout autre genre de ventilation. Qu'on évite avec soin de calfeutrer, comme on le fait le plus ordinairement, les chambres à coucher, et que l'on quitte sans retard ces alcôves entourées de boiseries ou de rideaux où l'air pénètre difficilement, où se développe une odeur nauséabonde, sorte d'atmosphère fétide qui agit sur l'homme endormi comme un venin malfaisant.

On doit s'attacher à assainir les rez-de-chaussée humides, carrelés, enfoncés ; dans beaucoup de ces sortes de terriers, le feu seul peut corriger l'insalubrité. C'est pis encore pour les boutiques, les cabinets qui suintent l'eau presque en toute saison et qui, munis d'une seule ouverture d'entrée, ressemblent à des sépulcres plutôt qu'à des lieux d'habitation pour les vivants. Le mieux serait de les abandonner.

C'est encore à raison des fâcheux effets de l'humidité qu'il est imprudent d'habiter des maisons nouvellement bâties ou restaurées. Un mur dont les matériaux ne sont pas encore desséchés est plus à redouter qu'un mur qui menace ruine.

Partout où lés murs et les plafonds portent des souillures ou sont imprégnés d'émanations putrides, il faut les laver, les gratter et les blanchir à la chaux. Cette précaution devrait être prise invariablement, à l'approche du choléra, dans toutes les maisons pauvres, comme le gouvernement et les administrations le pratiquent pour les établissements publics. Partout où des tentures remplacent le papier ou le blanchissage à la chaux, on doit s'assurer qu'il n'existe derrière l'étoffe aucun foyer d'infection jusqu'alors inconnu.

Les domestiques qui couchent dans des écuries mal aérées en sortiront immédiatement, à moins qu'il ne soit possible d'y établir une puissante ventilation.

Les grandes agglomérations d'individus dans un espace resserré présentent des inconvénients graves qu'on ne saurait trop signaler. Qui ne sait, par exemple, que dans une salle de spectacle l'air se vicie rapidement, grâce à l'énorme consommation d'oxigène qui s'y fait par les lumières et la respiration, grâce aussi à la transpiration activée chez chaque spectateur par la chaleur qui s'accroît sans cesse ? Il en est de même, à un degré plus ou moins prononcé, dans toutes les réunions où se presse une foule compacte dans un endroit clos, surtout si cette foule s'anime au plaisir.

Les meubles, et les objets de literie en particulier, doivent être fréquemment soumis aux bienfaisants effets de l'air pur. Tous les objets à l'usage de l'homme doivent être exposés au dehors autant que possible et aussi souvent que possible.

Avec toutes ces précautions, on ne respirerait pas encore de l'air pur si l'on ne portait l'attention la plus scrupuleuse sur les sentines de la maison. Que l'on surveille donc avec grand soin l'écoulement des eaux ménagères, des eaux qui stagnent près des habitations, des eaux de fumier; qu'on éloigne tous les débris qui se putréfient près des portes où sous les fenêtres; qu'on aère les lieux d'aisance et qu'on verse dans les fosses, au moins tous les huit jours, quelques litres d'une solution de sulfate de fer; qu'on visite les plombs et tous autres conduits où des liquides malsains peuvent fermenter et se corrompre; qu'on tienne très-proprement les écuries, en premier lieu celles des animaux les plus immondes, et qu'on expulse des chambres d'habitation ces animaux familiers qui infestent le maître par leur présence trop souvent tolérée. Bref, qu'on éloigne tout ce qui dégage une odeur putride; qu'on lave à grande eau toute espèce de souillure ou de malpropreté; qu'on prodigue les chlorures et tous les désinfectants là où prennent naissance de funestes exhalaisons.

Il est pourtant quelques travaux inévitables et qui développent ces odeurs contre lesquelles nous préconisons les soins les plus attentifs.

Le cultivateur, par exemple, ne peut pas toujours choisir le temps opportun pour enlever son fumier. En règle générale, enlever un fumier, curer un égoût, vider une fosse d'aisance sont des opérations dangereuses en temps de choléra, et son passage dans une localité est généralement assez court pour qu'on n'y procède pas pendant sa durée. Mais en cas de nécessité absolue, il faut se soumettre aux règles prescrites par l'autorité locale, ne point agir sans son aveu, s'entourer de toutes les précautions que la salubrité publique réclame et opérer par un temps froid, sec, et sous l'influence d'un vent qui éloigne des habitations les émanations qui accompagnent nécessairement de pareils travaux.

Certains ateliers où s'exercent des métiers insalubres appellent aussi toute l'attention du maître. Est-il besoin de dire que les tanneurs, les boyaudiers, les étameurs, etc., doivent largement ventiler les endroits où ils travaillent et employer, pour les désinfecter, la chaux, les chlorures, et tous les moyens dont l'expérience a démontré l'efficacité ? Du reste, tous les établissements insalubres, durant les épidémies, sont activement surveillés par les comités d'hygiène et les dépositaires de l'autorité. La santé publique y est intéressée.

Les chambres où seront déposés des morts devront être fortement ventilées, et le cadavre aura été préalablement chloruré. Une personne saine évitera de coucher sans nécessité à côté d'un cholérique ; il ne doit y avoir près du malade que ceux qui l'assistent et le soignent.

CHAPITRE DEUXIÈME.

Ce que chacun doit faire dans l'intérêt de la salubrité publique.

C'est à l'administration, aidée des commissions sanitaires, qu'il appartient de veiller à la salubrité publique. Le gouvernement a prescrit à cet égard les mesures nécessaires, et il a donné aux dépositaires de l'autorité des instructions que l'approche du fléau les oblige à méditer avec l'attention la plus scrupuleuse. Je n'ai donc rien à dire à ce sujet.

Mais tout citoyen doit comprendre que les membres d'une même société sont unis entre eux par les liens d'une étroite solidarité. De même qu'à l'approche de l'ennemi commun, chacun doit se dévouer à la défense du sol, de même, en temps d'épidémie, chacun contracte l'obligation morale de concourir pour sa part au maintien de la santé publique. Or, on atteint facilement ce but en se plaçant soi-même, en plaçant sa maison dans les conditions les plus salubres. Si au contraire, par négligence, insouciance ou mauvais vouloir, on ne tient compte des conseils donnés, on expose soi et les siens d'abord, et tout le monde ensuite. Il en est du choléra comme d'un incendie ; qui se brûle ou se laisse brûler, brûle aussi ses voisins. Une seule maison malsaine, malpropre, suffit à introduire le fléau dans une commune qui aurait échappé peut-être à ses ravages. Les administrateurs auraient bien peu de choses à faire si tout le monde comprenait l'étendue de ses devoirs envers lui-même et envers la société.

Ainsi donc, on doit d'abord aider les efforts de l'administration en se plaçant dans des conditions favorables à la salubrité publique ; et ensuite on doit lui dénoncer toute cause d'insalubrité, soit oubliée, soit négligée par qui de droit. Autant la délation est infâme quand elle a pour but de nuire à autrui, autant elle est louable quand elle a pour objet le bien général et le bien de celui-là même qu'on dénonce.

CHAPITRE TROISIÈME.

Conseils sur l'emploi de certains moyens empiriques, tels que les prétendus purificateurs de l'air, les soi-disant préservatifs, etc.

A l'approche de chaque fléau épidémique, le charlatanisme enfle sa voix et cherche à exploiter l'épouvante ou la crédulité. Les vendeurs d'orviétan, de haut et de bas étage, race sans pudeur et sans entrailles, fondent sur le malheur public l'espérance d'un gain honteux arraché à la sottise et à la peur. Quand donc le public cessera-t-il de payer à beaux deniers comptants des espérances toujours déçues? Quand donc mettra-t-il son bon sens à la place de sa crédule confiance?

Assurément, si les préservatifs auxquels le peuple a une foi si robuste étaient tous innocents ; si les amulettes de toute sorte, les plaques de cuivre ou de verre, les médailles, les petits tubes remplis de mercure, les sachets n'avaient d'autres inconvénients que leur impuissance et leur ridicule, nous serions les premiers à rire de la naïveté de l'espèce humaine. Mais il n'en est pas ainsi.

Supposons le cas le plus favorable, celui de l'usage d'une amulette innocente. Si un homme a foi, par exemple, à un tube de mercure porté sur le creux de l'estomac ; s'il croit fermement s'être mis ainsi à l'abri des attaques du choléra, il négligera les précautions d'hygiène les plus indispensables, et sa confiance sera la cause de sa perte.

Que dire de ceux qui prennent des drogues, des élixirs fortifiants, anti-glaireux, anti-septiques ; qui s'imprègnent sans cesse des odeurs les plus vives et les plus pénétrantes ; qui vicient perpétuellement l'air qu'ils respirent, sous prétexte de le corriger ? Arrière les drogues incendiaires, les parfums, l'ammoniaque, le camphre, les senteurs qui empoisonnent l'air au lieu de le purifier. Lavez à grande eau tout ce qui sent mauvais, chlorurez tout ce qui dégage des effluves ou des miasmes fétides, et n'introduisez dans vos demeures que de l'air pur et en masse. Voilà ce que la prudence vous commande.

Si les pratiques que je signalais tout-à-l'heure ont le grave défaut d'ôter à l'air sa pureté bienfaisante, et par cela même d'appeler le danger au lieu de le prévenir, il en est d'autres qui sont plus nuisibles encore, car elles troublent directement l'harmonie des fonctions du corps : je veux parler des purgations, des saignées, des vésicatoires dits de précaution. Rien ne rend l'homme plus disposé à absorber les miasmes pestilentiels que les pertes de tout genre qu'il peut faire. C'est s'affaiblir par une perte sensible que de se faire purger, saigner, ou bien appliquer un vésicatoire : c'est déranger sa santé.

Je ne veux pas pourtant interdire d'une manière absolue, même à titre de précaution, ces moyens qui, pour quelques uns, mais pour quelques uns seulement, peuvent être salutaires. Il faut, pour s'y soumettre, des motifs sérieux, des raisons solides puisées dans le tempérament et que le médecin seul est apte à connaître. A lui donc, et rien qu'à lui, d'apprécier le danger ou la convenance de pareils préservatifs.

CHAPITRE QUATRIÈME.

De la contagion du Choléra.

Le choléra est-il contagieux ? Non.

Voici ce qui est la vérité.

Quand il y a dans une maison un cholérique, si sa maladie tient à de mauvaises conditions hygiéniques, tous ceux qui habitent la même maison en ont plus ou moins ressenti les effets, et tous peuvent être frappés par la même cause. Ce cholérique d'ailleurs, soit par son haleine, soit par ses sueurs, soit par ses déjections, vicie à un haut degré l'air qui l'environne et qui devient ainsi un foyer d'infection. Nul doute qu'une personne saine, plongée d'une façon permanente dans une atmosphère semblable, ne coure le danger d'être atteinte du même mal à son tour. Mais dès l'instant que l'appartement du malade est suffisamment aéré, que lui-même est tenu proprement, que les matières des vomissements et des selles sont rapidement emportées, que les garde-malades prennent le soin de sortir quelquefois pour respirer un air pur, ce danger n'existe plus.

Si le choléra se propage, c'est donc par infection, non par contagion. On ne saurait trop répéter cette vérité que ni le contact, ni la vue, ni l'approche d'un cholérique ne donne le choléra.

Que tout le monde imite sans crainte la généreuse conduite de ces personnes charitables qui vont porter aux pauvres malades les consolations et les secours dont ils ont tant besoin ! Qu'on élève son âme au-dessus de la peur et du préjugé, et qu'on ne voie plus au sein d'une société éclairée et civilisée de malheureuses victimes attendant, dans l'isolement et l'abandon, la mort comme un bienfait ou comme une délivrance !

CHAPITRE CINQUIÈME.

Exposition des moyens de traitement à mettre en usage contre le Choléra en attendant l'arrivée du médecin.

Le choléra débute d'emblée, c'est-à-dire avec violence et soudaineté, ou bien s'annonce par des dérangements plus ou moins prononcés de la santé, sorte de préludes que la science appelle *les prodrômes*. J'aurai donc à indiquer quelle valeur on doit attribuer aux prodrômes, et comment il faut les traiter ; quels sont les remèdes qu'on peut administrer dans le choléra déclaré, avant l'arrivée du médecin, et j'ajouterai quelques règles non moins utiles pour la convalescence.

1° *Prodrômes.* Il est extrêmement rare que le choléra ne soit annoncé par aucun phénomène avant-coureur ; les symptômes précurseurs méritent donc la plus grande attention. En effet, quelques remèdes très-simples suffissent à guérir des accidents qui, négligés à tort, pourraient se terminer par une attaque mortelle. Et qu'on ne croie pas que ce soit assez de surveiller les fonctions digestives, car le mal s'annonce souvent par une courbature, une lassitude, des maux de tête, des vertiges qu'il serait dangereux de regarder comme complétement insignifiants. Il est hors de doute que la plupart des victimes seraient arrachées à la mort si elles ne négligeaient pas les premiers avertissements de la maladie. La meilleure médecine est celle qui arrête le mal à son début.

Si un homme, bien portant jusque-là, éprouve de la lassitude, des pesanteurs de tête, des vertiges ou quelqu'autre accident nerveux analogue, il devra immédiatement renoncer à toute espèce de travail, se faire saigner s'il est d'un tempérament sanguin, prendre un grand bain tiède, se faire frictionner avec de la flanelle sèche, puis se mettre au lit et tâcher de se faire transpirer au moyen d'infusions chaudes de thé, de menthe ou de mélisse.

Si les digestions sont lentes, laborieuses, la langue chargée, la bouche pâteuse, le ventre sensible, les selles rares, il y aura lieu d'administrer quelques verres de limonade purgative, des bains tièdes, des boissons adoucissantes telles que l'eau de gomme, le bouillon de veau ou de grenouilles, et de conseiller un régime très-sévère composé de viandes blanches, d'œufs frais, de poisson, etc.

S'il existe un dérangement réel des fonctions digestives, des borborygmes, des coliques, du dévoiement, l'attention doit être fortement éveillée. En pareil cas la diète absolue est de nécessité ainsi que le repos au lit. On fera prendre au malade pour boisson de l'eau de riz gommée, édulcorée avec une cuillerée de sirop de coings par tasse, et si le dévoiement et les douleurs sont rebelles, on donnera, deux ou trois fois par jour, dans un demi-verre de tisane, quatre gouttes de laudanum de Sydenham. On ajoutera à ces moyens des bains, des cataplasmes de farine de graine de lin sur le ventre, des demi-lavements d'eau de son ou d'amidon. Si le laudanum était mal supporté par l'estomac, on ferait bouillir dans l'eau de chaque demi-lavement la moitié d'une tête de pavòt, sans en retrancher le son ou l'amidon, et on pourrait administrer trois ou quatre de ces demi-lavements par vingt-quatre heures. Si le malade était d'un tempérament bilieux, sujet aux hémorroïdes, on devrait préalablement lui appliquer quelques sangsues à l'anus.

Dans tous les cas où les prodrômes auraient complètement cédé au traitement, le retour au régime habituel devrait être lent et progressif; c'est-à-dire que le malade commencerait par une nourriture très-légère, composée d'aliments de facile digestion, pour revenir ensuite, mais avec beaucoup de précautions, à l'usage de son alimentation ordinaire.

On ne saurait s'élever trop énergiquement contre une habitude contractée par la plupart des gens du peuple, habitude qui consiste à se gorger de vin chaud ou d'eau-de-vie brûlée au début de toutes les indispositions. Le résultat de cette pratique est le plus souvent déplorable, et tel, que l'*eau* et la *diète* auraient guéri, allume ainsi dans ses entrailles une inflammation mortelle.

2° *Choléra déclaré.* Lorsque le choléra débute d'emblée, on peut n'avoir pas immédiatement les secours du médecin. Il est donc bon de savoir quels remèdes on doit administrer en attendant sa visite. Mais il est rare que la présence de l'homme de l'art se fasse attendre longtemps, et il me suffira d'indiquer les moyens à mettre en usage pendant la première période de la maladie. Cette première période est d'ailleurs la plus importante, et, bien traitée, elle peut éviter au patient les douleurs et les dangers des deux autres phases du choléra.

La première période du choléra-morbus est caractérisée par des vomissements, des selles fréquentes d'un liquide blanc opalin, comme de l'eau de riz, tenant en suspension de petits grumeaux blancs semblables à des grains de riz crevé; par des coliques violentes et souvent répétées, des crampes, une coloration bleue de la peau (*cyanose*), un refroidissement général, une sueur visqueuse et froide, et une décomposition rapide et toute particulière de la face. En même temps le pouls devient petit, d'une lenteur extrême, la respiration difficile, et la soif est le plus ordinairement inextinguible. A ces caractères principaux il est impossible de se méprendre sur la nature de la maladie.

Ici se présentent trois indications principales à remplir : faire cesser les évacuations, rétablir la chaleur et calmer la soif. Parmi les innombrables moyens conseillés pour arriver au but, nous indiquerons les suivants comme plus faciles à mettre en usage, et qui se recommandent par un grand nombre de succès.

Faire prendre au malade, pour boisson, l'une des infusions suivantes : thé, menthe poivrée, mélisse ou camomille romaine ; on ajoutera par chaque litre d'infusion 10 grammes d'acétate d'ammoniaque et quinze gouttes de laudanum.

On répètera ces boissons au fur et à mesure qu'elles seront vomies.

Administrer toutes les demi-heures un paquet de 25 centigrammes de poudre d'ipécacuanha délayée dans un peu d'eau sucrée.

Faire sucer au malade, pour calmer la soif, dans les intervalles des boissons, de petits morceaux de glace ou, à défaut, lui faire gargariser souvent la bouche avec de l'eau très-froide.

Ajouter, de demi-heure en demi-heure, un quart de lavement d'eau de pavôt et d'amidon.

Quand les vomissements auront cessé et que les selles auront changé de nature, on donnera au malade, s'il est très-faible, et si la chaleur revient difficilement, quelques petits verres de vin de Malaga ou de Madère, ou, à défaut, quelques demi-verrées d'infusion de camomille additionnées d'une cuillerée à café d'eau-de-vie ou de rhum par prise.

Voilà pour l'intérieur.

Quant aux moyens extérieurs, les premiers à mettre en usage sont ceux qui ont pour but de ramener la chaleur à la peau. On appliquera donc sur toute la surface du corps des linges, des pièces de laine ou de feutre chauds, des briques chauffées et entourées de linge, des cruchons remplis d'eau à une température élevée, des sachets de sable, de son, de balle d'avoine: on recourra aux bains chauds, aux fumigations sèches et à tous autres moyens propres à développer dans le lit du malade une chaleur artificielle dont il puisse éprouver les bienfaits. Toutefois, il faut prendre garde que, par excès de zèle, le malade se trouve plongé dans une atmosphère brûlante; en effet, une température trop élevée amènerait le danger de l'asphyxie.

Une méthode dont on peut tirer aussi de grands avantages, c'est le *repassage*. On couvre d'une flanelle pliée en double la partie qu'on veut réchauffer, et on promène légèrement, lentement et à plusieurs reprises, un fer à repasser chaud sur l'étoffe.

Je recommanderai en outre les frictions faites sur les membres avec la main armée d'une pièce de flanelle, ou avec une brosse douce;

l'urtication qui consiste à frapper avec des orties fraîches la partie qu'on veut ranimer; l'application de sinapismes au creux de l'estomac, sur le ventre, sur les membres; et enfin les frictions sur tout le corps avec le liniment très-employé et très-connu en Pologne sous le nom de *Liniment des Juifs de Wissnitz*, et dont je donnerai plus loin la formule. A défaut de ce liniment on aurait recours à du vinaigre blanc, fort et très-chaud.

L'emploi des moyens externes que je viens d'indiquer exige certaines précautions importantes. Ainsi, sous le prétexte de ramener la chaleur il ne faudrait pas laisser le malade découvert de manière à le refroidir. Il faut agir vivement, avec adresse, et autant que possible au-dessous des couvertures.

Aussitôt la cessation des vomissements et des selles, le rétablissement de la chaleur de la peau, l'apparition de sueurs naturelles, l'adoucissement des douleurs, crampes ou coliques; dès que le malade, en un mot, est ranimé et se trouve mieux, on doit cesser le traitement actif et se borner à des boissons délayantes (eau de gomme, bouillon de grenouilles, etc.), aux lavements émollients à la guimauve, à l'eau de son, et se contenter d'exercer sur l'état du malade une surveillance attentive.

Il est bien entendu que je n'ai indiqué ici que les moyens faciles et exempts de danger. Il y a en effet une foule d'autres remèdes, et mon petit livre ne suffirait pas à leur énumération. Au médecin seul est réservé leur emploi. Avec le traitement que j'ai indiqué on pourra toujours parer à l'imprévu, et ceux qui prendront mes instructions pour guide devront se méfier de toutes les panacées merveilleuses que l'ignorance ou le charlatanisme auraient à leur proposer.

3° *Convalescence*. Lorsqu'une attaque de choléra s'est terminée rapidement et qu'elle est suivie d'un retour complet des fonctions à leur état normal, la convalescence n'exige que des soins très-vulgaires de régime et d'hygiène. Mais il en est tout autrement quand le rétablissement de la santé n'est ni aussi prompt, ni aussi complet. Il faut donc beaucoup de soins et d'attention, principalement quand les digestions sont pénibles et que la diarrhée continue. En pareil cas, le médecin ordonnera les médicaments à mettre en usage ; mais le malade aura à prendre par lui-même les précautions qui doivent en assurer l'effet. Ainsi il évitera avec grand soin le froid, aux pieds surtout ; il sera d'une sévérité extrême quant au régime et au choix des aliments ; il s'attachera à résister aux caprices, aux désirs qui l'entraîneraient à des excès d'alimentation ; il sera en toutes choses d'une réserve et d'une prudence excessives, jusqu'à ce que la guérison soit parfaitement assurée. Il se souviendra par-dessus tout qu'une rechûte est presque toujours mortelle et qu'il doit appliquer toute son attention à l'éviter.

En terminant ce chapitre important, je signalerai un défaut trop commun parmi les gens du monde ; c'est l'inconstance dans l'emploi des moyens de traitement. Quelle que soit la méthode qu'on adopte, il faut la suivre avec persévérance, si l'on veut en retirer d'heureux effets. Changer sans cesse, flotter entre mille remèdes, les essayer tous, c'est faire pis que se croiser les bras.

J'ajouterai encore que le traitement que j'ai formulé est celui qui convient à un adulte, et que si on avait affaire à un adolescent ou à un enfant, il ne faudrait donner que la moitié, le tiers, le quart, ou même moins encore des doses de chaque médicament, en se basant sur l'âge plus ou moins avancé du malade.

CHAPITRE SIXIÈME.

Indication des médicaments qu'il est bon d'avoir chez soi en temps de choléra.

Les moyens de désinfection les plus connus et les plus faciles à employer sont : *le chlorure de chaux liquide*, à 200 degrés chlorométriques, et *le chlorure de soude*, ou *liqueur de Labarraque*. Pour l'usage, on les étend d'une quantité d'eau plus ou moins grande, selon que les matières à désinfecter sont plus ou moins fétides. On juge facilement à l'odeur du mélange s'il est suffisamment fort. Dans le cas seulement où l'on aurait besoin d'une grande puissance de désinfection, on emploierait ces chlorures à l'état de pureté.

Un moyen plus économique consiste à avoir dans un pot de grès bien bouché du chlorure de chaux sec. Pour obtenir une liqueur désinfectante, on fait dissoudre 500 grammes de ce chlorure dans 12 à 15 litres d'eau commune. Ceux qui auront beaucoup à désinfecter donneront la préférence à cette manière de faire.

Ainsi donc, on devra se munir soit de chlorure de chaux liquide, soit de liqueur de Labarraque, soit de chlorure de chaux sec. Il est impossible de dire quelle quantité on achètera de ces substances; elle doit être en rapport avec l'étendue et la fréquence présumées des désinfections à opérer.

Les chlorures ont pour propriété de détruire les miasmes, les effluves et toutes les émanations dangereuses. Mais ils développent une odeur qui peut devenir, par son intensité, désagréable et fâcheuse jusqu'à un certain point. Qu'on évite donc de chlorurer à toute outrance l'intérieur des appartements, comme on le faisait à tort en 1832.

On répand purement et simplement les liqueurs désinfectantes sur les matières qui se décomposent ou se putréfient, et dans les endroits d'où se dégagent de mauvaises odeurs, particulièrement les conduits difficiles à nettoyer.

Le sulfate de fer jouit du précieux avantage de neutraliser l'odeur des matières fécales. On fait dissoudre un kilogramme de ce sel dans cinq à six litres d'eau, et on verse cette solution dans les fosses d'aisance. Quand on veut vider ces fosses, il faut brasser les matières à extraire avec quantité suffisante de la solution, et le sulfate de fer augmente la puissance, comme engrais, des résidus auxquels il est mélangé. Il est d'ailleurs à très-bas prix dans le commerce.

Pour une moyenne maison, habitée par une seule famille, je conseillerai les quantités suivantes, à titre de provision :

1° 1 kilogramme de chlorure de chaux sec.

2° 4 kilogrammes de sulfate de fer du commerce.

MÉDICAMENTS.

1° Pour infusions : thé, feuilles de menthe poivrée, de sauge, de mélisse, fleurs de camomille.

Il n'est pas indispensable d'avoir de toutes ces plantes, et encore moins d'en prendre une grande quantité.

2° 30 grammes de laudanum de Sydenham.

3° 500 grammes de farine de moutarde pour sinapismes. La farine de moutarde doit être fraîche et par conséquent renouvelée souvent.

4° 1 kilogramme de farine de graine de lin.

5° 250 grammes de gomme en poudre ou en sorte.

6° 200 grammes de racine de guimauve.

7° 5 têtes de pavôt.

8° 24 paquets (de 25 centigrammes chaque) d'ipécacuanha en poudre.

9° 80 grammes de citrate de magnésie.

La manière la plus simple et la plus économique de faire de la limonade purgative consiste à faire dissoudre 10 grammes de citrate de magnésie dans un verre d'eau sucrée. On peut prendre deux, trois ou quatre verres de cette préparation dans l'espace d'une heure.

10° 100 grammes d'acétate d'ammoniaque.

11° Liniment des Juifs de Wissnitz.

Voici la formule de ce liniment.

Vinaigre	1/2 litre.
Alcool rectifié.	1 litre.
Camphre en poudre. . . .	30 grammes.
Piment pulvérisé.	15 grammes.
Farine de moutarde	30 grammes.
Ail pilé	15 grammes.
Cantharides en poudre. .	5 grammes.

Laissez macérer quelques jours et filtrez.

La quantité fournie par la formule (1 litre 1/2) est celle qu'il convient d'avoir chez soi.

Les paquets et bouteilles doivent être soigneusement étiquetés. L'emploi des médicaments ne doit être confié qu'à des personnes intelligentes qui, elles-mêmes, auront soin de ne pas dépasser les doses indiquées.

OBJETS DIVERS UTILES AU TRAITEMENT.

Sangsues, sirop de coings, citrons, glace, riz,

vinaigre blanc ou Eau-de-Cologne, amidon blanc, vin de Madère ou de Malaga, eau-de-vie ou rhum, flanelle, etc.

S'il n'est pas absolument indispensable d'avoir chez soi ces objets, on doit s'assurer au moins de pouvoir les obtenir promptement et facilement en cas d'urgence.

CONCLUSION.

De tout temps l'esprit investigateur des hommes a cherché à se rendre compte des phénomènes attrayants ou terribles dont la surface de notre globe est ou a été le théâtre. Le choléra, pour sa part, a donné lieu à mille recherches, aboutissant toutes, par malheur, au doute et à l'incertitude. Ainsi, sa nature est peu connue, son origine encore moins. Le choléra est-il le produit de changements fortuits dans le magnétisme terrestre? Est-il le fruit de certaine fermentation établie dans les profondeurs de la terre et poussant jusqu'à sa surface de mortelles exhalaisons? Y a-t-il un miasme cholérique que le vent transporte et qui sème la mort là où il est déposé ? Est-il simplement le résultat de combinaisons météorologiques particulières? Autant de problèmes à résoudre, autant d'inconnues à dégager.

Ce que nous connaissons du choléra, c'est son invasion, ordinairement annoncée par des symptômes avant-coureurs qu'il est facile de combattre ; ses progrès effrayants et son issue si souvent fatale quand on n'a pas pris soin de l'arrêter dès le début.

Nous savons qu'il n'est aucune position sociale qui mette à l'abri de ses atteintes ; mais qu'il se produit de préférence dans certains milieux humides, fangeux, insalubres, et qu'il inflige souvent une punition terrible à l'intempérance, à la débauche, à la malpropreté. Gens imprévoyants, qui négligez les précautions les plus salutaires, c'est vous qu'il menace : et, prenez garde ! quand le mal est là, les remèdes n'ont pas toujours le temps d'agir.

N'attendez donc pas que le fléau soit à votre seuil pour conjurer ses atteintes. Faites votre profit des avertissements de la science, et songez que l'hygiène est la seule cuirasse qui puisse vous préserver de ses coups.

Il est malheureusement vrai que, malgré les merveilles de notre état social, il y a un certain nombre de familles placées dans de mauvaises conditions de salubrité, non par dissipation ou par dédain, mais par l'effet d'une indigence timide et parfois noblement supportée. Mais s'il y a partout des malheureux que la détresse accable, il y a aussi, dans notre généreux pays, des élans de charité fraternelle qui se révèlent surtout dans ces grandes crises dont le poids accable, avant tout, la partie pauvre de la population. Les administrations, à n'en pas douter, feront, en vue de l'épidémie qui nous menace, tous les sacrifices que les circonstances réclameraient; et les riches, toujours heureux de soulager quelqu'infortune, feront arriver dans l'asile de la misère des adoucissements inusités.

Et maintenant, si ce travail, fruit de quelques unes de mes veilles, pouvait être utile à un de mes semblables, ne fut-ce qu'à un seul, ma tâche serait remplie et mon but accompli.

FIN.

TABLE.

VITRY-LE-FRANÇOIS, IMP. DE F.-V. BITSCH.

www.ingramcontent.com/pod-product-compliance
Ingram Content Group UK Ltd.
Pitfield, Milton Keynes, MK11 3LW, UK
UKHW022131260726
13993UKWH00003B/1362

9 782329 163659